AF385158

EXTRAITS

DES

EXPÉRIENCES

DE

L'ANTI-PUTRIDE ET DÉPURANT,

CONNU SOUS LE NOM DE

SOUFRE D'OR DE STHAL,

SUR DIVERSES MALADIES.

Par plusieurs Membres de la Faculté de Médecine de Paris.

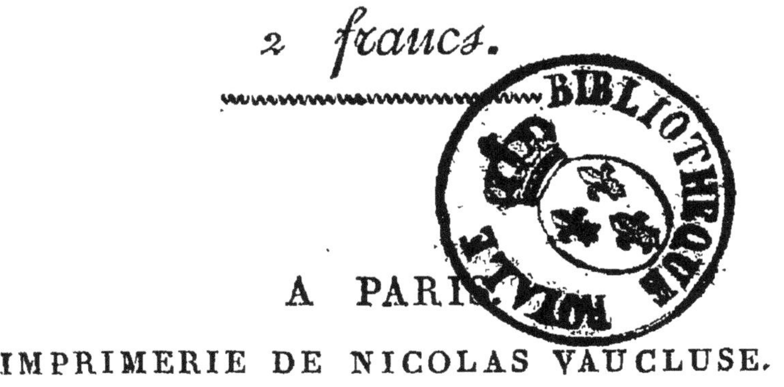

2 *francs.*

A PARIS,

IMPRIMERIE DE NICOLAS VAUCLUSE.

1822.

SOUFRE D'OR DE STAHL.

PROPRIÉTÉS.

PRÉPARATION.

RÉGIME.

MANIÈRE DE L'ADMINISTRER.

OBSERVATION.

RÉSUMÉ.

ET PIÈCES JUSTIFICATIVES.

AUX AMIS DE L'HUMANITÉ.

La réputation qu'ont obtenue depuis long-temps les remèdes Anti-putrides *et* Dépurans, *connus si avantageusement sous le nom de* Soufre d'or *de* Stahl, *et son éther aurifique anti-apoplectique et anti-asphyxique, s'accroît de jour en jour par les heureux effets que produit leur usage.*

Ces spécifiques souverains sont des produits du docteur Sthal *de* Weyland, *notre aïeul, qui était Conseiller d'État et de conférence, et premier Médecin de LL. MM. Frédéric Ier, et le Prince Royal, depuis Frédéric II, le Grand, Rois de Prusse.*

Ce célèbre médecin qui avait de grandes connaissances en médecine et en chimie, nous a laissé à son décès héritier de plusieurs secrets qui n'ont jamais été rendus publics.

L'efficacité de ces deux spécifiques, nous engage à soumettre ces moyens curatifs et sanitaires, au jugement des hommes les plus éclairés dans la science de la médecine pratique.

Notre plus grand désir est de pouvoir alléger leurs pénibles fonctions, en leur procurant la jouissance d'un succès complet, tant pour le préservatif que pour la guérison radicale de plusieurs maladies graves, dangereuses et quelquefois mortelles, qui résistent aux effets des remèdes les plus puissants et les mieux administrés.

Nous aurons atteint le but que nous nous proposons d'être utile à l'humanité, si nous parvenons à convaincre certains esprits incrédules, toujours prêts à déprécier ce qui n'est pas à leur connaissance ... et qui dédaignent d'éprouver les heureux résultats de ces spécifiques.

Cet ouvrage aura des droits à l'approbation des hommes éclairés, et c'est en raison des effets réels qu'ont opérés les productions chimiques et médicales, que l'Aigle Royale a été accordé à feu notre aïeul le docteur Stahl de Weyland, par LL. MM. l'aïeul et l'oncle de sa Majesté le Roi de Prusse, aujourd'hui glorieusement régnant, et que ce Monarque a daigné accueillir favorablement cet Ouvrage en 1816, à Paris.

LE SOUFRE D'OR

DE STHAL.

LE SOUFRE DE STAHL, etc., dont la prise ou dose n'a qu'un poids léger, est d'un petit volume, sans goût sans odeur, inaltérable et aisément transportable par lettre , est d'un franc.

Chaque prise ou dose est renfermée dans un petit papier lissé, empreint *de l'Aigle Royale* de Prusse, etc.

On trouve aussi chez le même auteur actuel, le *fameux Ether aurifique.* Il est balsamique, céphalique ; stomachique, anodin, anti-spasmodique, cordial, alexitère et alexipharmaque ,Emménagogue.

C'est un spécifique comme curatif et préservatif de l'Apoplexie, des maladies comateuses, soporeuses et de la paralysie, lorsque ces maladies ont pour cause l'affaissement spontané du cerveau, l'atonie ou stupeur des nerfs, etc.

De l'asphyxie, accident mortel occasionné par les émanations des différens fluides, etc. par la vapeur du charbon allumé, les liqueurs en fermentation, le grand froid, les noyés, etc.

Des flacons de 6 et de 12 francs de cette teinture aurifique sont renfermés avec une instruction, dans un étui de carton fermé aux armes de Prusse, avec le cachet et la signature de l'auteur actuel, ancien officier de santé militaire, et petit fils du docteur STAHL.

Les Augustes prisonniers (de 1792) du Temple à Paris, ont fait, durant leur cruelle captivité, usage de l'Ether aurifique (comme un puissant fortifiant et récréatif) qu'ils se procurèrent chez le sieur Vassal, Horloger, boulevard des Italiens, au coin de la rue Favart, n°. 9, à Paris, où on le trouve encore aujourd'hui (1821), ainsi que le soufre d'or de Stahl.

PROPRIÉTÉS.

L'Efficacité et les propriétés absolues du Soufre d'or, comme un des plus puissants *Anti-putrides et Dépurants*, ont été reconnues et attestées par des juges éclairés et irrécusables.

Sa vertu spécifique et médicale est de calmer, d'atténuer, de diviser, de fondre et de désobstruer, dévacuer et de débarrasser le sang (la lymphe) de ce qui fait obstacle à sa libre circulation.

C'est à raison de ces propriétés qu'il dissipe les engorgemens, lève les obstructions du bas ventre, telles que celle du foie, du mésentère, du pancréas, de la rate, des reins, de la vessie et de la matrice, et il agit directement sur la partie affligée de manière que le malade ne se trouve point incommodé, que la crise s'opère, par les fonctions ordinaires de la nature sans porter plus dans un temps que dans un autre aux selles, à la douce transpiration, et principalement aux urines.

Les maladies soumises à l'efficacité du Soufre d'or,

Sont :

Article 1er. Les maladies causées par l'évaporation du mercure chez les doreurs sur tous métaux, etc.

Le traitement du Soufre d'or est depuis 2, 4 6, 8 à 10 prises ou doses.

Art. 2. La siphilis (vénér^e. véro^e.) en général, récente, douloureuse, grave, compliquée, rebelle, opiniâtre, chronique, etc.

Cette cruelle maladie attaque principalement la partie blanche du sang (la lymphe), l'épaissit considérablement.

C'était autrefois un assemblage de symptômes les plus cruels, ils sont aujourd'hui plus doux et moins menaçans, mais n'en sont que plus à craindre, parce qu'on y fait moins d'attention; il n'est point de maladie qu'elle ne puisse produire.

Elle peut exister pendant deux, trois, même dix, douze ans et plus, sans se manifester.

On se marie avec un mal léger ou assoupi, qui se développe, fait des progrès, et se manifeste par des accidens qui ne paraissent nullement vénériens.

On devient valétudinaire, faible.

On engendre des enfans mal conformés, malsains, qui bientôt périssent avant leur accroissement, ou qui mènent une vie languissante, sans qu'on en connaisse la cause; assez souvent même, parce que les auteurs de ces tristes victimes sont ingénieux à cacher l'origine, par scrupule, par fausse honte, par crainte ou parce qu'ils n'ont pas été bien guéris.

Cette maladie est toujours bien fâcheuse; quel-

(5)

quefois avec elle on vit long-temps, mais le plus souvent elle termine la vie très-promptement.

Elle engendre un nombre infini de maux de toutes espèces, comme dépôts, tumeurs, ulcères, chancres, insomnies, douleurs, gouttes, rhumatisme, paralysies, obsruction, squirrhes , étisie, fièvres lentes, flux de ventre; la machine s'use promptement, se détruit et tombe en lambeaux !... avec des symptômes d'une mort la plus cruelle et la plus affreuse!!!

Les signes et symptômes de la syphilis (véroliques).

La syphilis se manifeste par l'inflammation de la tumeur au prépuce, par l'ardeur d'uriner, les bubons aux aînes, la gonorrhée, les pustules à la verge, les ulcères chancreux et calleux, les nodus, les verrues, etc.

La peau se trouve couverte de taches rouges, pourprées, jaunes ou livides.

L'inflammation des testicules, l'enrouement, le relâchement de la luette avec érosion ou ulcère dans la bouche; il en sort une haleine corrompue et puante; le dedans dela bouche devient enflammé.

Le tintement d'oreilles, la surdité, les maux d'yeux ou l'aveuglement.

Il survient une infinité de tubercules durs, calleux, surtout aux environs du nez, du front et des tempes.

La membrane intérieure du nez devient polypeuse, fongueuse, ulcérée, calleuse, se détache et tombe.

Les ongles deviennent inégaux, raboteux, se détachent de leur racine et tombent.

Le malade ressent des douleurs aiguës et très-vives la nuit, quand il est dans le lit, et surtout aux lombes et aux cuisses.

Les os se tuméfient, s'amollissent, se carient : les glandes s'obstruent, ce que l'on voit sur le cou, aux aisselles, aux aînes et au mésentère.

Les yeux sont rouges, les paupières calleuses et ulcérées.

On sent aux oreilles des sifflemens insupportables et des tintemens : il en sort quelquefois du pus, une matière ichoreuse.

On éprouve des céphalagies, des affections de nerfs, de vertiges, des tremblemens, des paralysies et des douleurs de rhumatisme et de goutte.

Il survient des oppressions, des difficultés de respirer, des crachemens de sang, une toux sèche, l'appétit se perd, on éprouve des nausées, des dégoûts, des dévoiemens serreux ou bilieux, le ventre enflé ou tuméfié.

Dans les femmes, les mois se suppriment, la matrice s'enflamme, s'abcède ou devient squirrheuse, cancéreuse, etc.

Tous ces symptômes dont l'énumération offre un tableau effrayant, ne sont qu'une suite du virus syphilitique dont le sang se trouve infecté.

Lorsque la syphilis est accompagnée de bubons, on y appliquera tous les jours le matin, à midi et le soir, le cataplasme émollient et calmant décrit ci-après (1).

---

(1)   Cataplasme émollient et calmant

Prenez

Une ou deux poignées de la pariétaire,

Quatre ou six moyens oignons,

blancs ou autres ,

Un ou deux moyens artichauds, dits

de la grande jombarbe.

Hachez ces objets bien fin; faites les bouillir dans un ou deux verres d'eau jusqu'à ce que le tout soit bien cuit; retirez le du feu, et ajoutez y de suite un quarteron ou une demi-livre de farine de graine de lin (suivant le volume ou l'étendue de l'engorgement, tumeur, squirrhe, abcès , inflammation , anévrisme , plaies , ulcère , etc) ; Remuez le tout ensemble en forme de cataplasme, un peu épais , étendez le sur un linge doux et l'appliquez chaud et à nud sur la partie affligée, etc , et l'entretenir chaudement et le renouveler deux ou trois fois le jour ; et la dissolution ou la fonte de la tumeur, etc , se fera d'elle-même avec l'application constante desdits cataplasmes ; et lorsque par l'usage du soufre d'or, l'humeur flegmoneuse , saline , âcre , corrosive qui produit et entretient ces mêmes humeurs gouteuses, s quirrheuses, abcès, plaies , ulcères, etc , sera entièrement épurée par le spécifique.

On aura généralement l'attention de bassiner les tumeurs , plaies , ulcères , etc , avec une légère décoction de plantin ou de l'orge mondé, toutes les fois qu'on fait la levée desdits cataplâsmes.

Si le malade a des chancres...., etc. douloureux, qui par l'effet du Soufre d'or, soient poussés puissamment au dehors, il faut les soigner avec *le populeum,* ou y appliquer un léger cataplasme émollient décrit ci-devant.

Observons de les bassiner ou les baigner plusieurs fois le jour, avec une décoction d'orge mondé ou de guimauve.

L'usage du Soufre d'or a prouvé que de simples gonorrhées avaient été radicalement guéries avec 4, 5, 6 à 7 prises.

Et les plus compliquées avec 8, 9, 10 à 12 prises.

Ce nombre suffit pour les véroles récentes et légères.

Et les plus invéterées ont cédé à 14, 15, 16, 17 à 18 prises.

L'exostose, la carie, etc. etc. sont les symptômes les plus rebelles et les plus graves de cette maladie. Le nombre des prises a été depuis 24, 26. 28, 30 à 35 prises.

Nous distinguons le scorbut de la syphilis, par l'examen de tous les signes qui l'accompagnent.

Le *scorbut* ordinairement s'engendre de lui-même, et le mal commence par la *bouche,* et la *syphilis* par les parties *naturelles.*

Le *scorbut* occupe les gencives, les dents

qu'il carie et détruit ; la syphilis se place sur les amygdales , la luette, le voile et les os du palais , les narines , et il produit de petits ulcères qui dégénèrent promptement en putridité.

Les *ulcères* produits par le *scorbut* sont sangninolens , ichoreux ; au lieu que ceux que produit la syphilis , sont croûteux, glandineux.

Le *scorbut* produit des taches sur la peau ; la *syphilis* des tumeurs et des nodus.

Dans le *scorbut* , on ressent des douleurs plus aiguës et remittentes : dans la *syphilis ,* elles sont plus rongeantes et constantes, et elles redoublent toujours la nuit.

Les *scorbutiques* se trouvent assez bien dans le lit, au lieu que les individus atteints de la maladie vérolique y souffrent beaucoup.

Les *scorbutiques* marchent sans sentir de douleurs ; les autres au contraire en éprouvent de considérables.

L'urine des scorbutiques est toujours fort colorée ; dans la *syphilis* elle l'est moins.

Quelques *scorbutiques ,* et ce sont les plus malades, ont des ulcères en différentes parties du corps ; quelques-uns de leurs membres sont taqués de la gangrène sèche , et leurs os se carient.

On reconnaît encore le scorbut confirmé au visage pâle et bouffi ; quelques-uns ont des ulcères à la bouche et au nez, avec une très - grande puanteur.

Enfin, leur haleine, leurs selles et leurs urines sont d'une fétidité insupportables.

Dans le traitement du scorbut, confirmé ou connu comme scorbut de mer, on peut employer avec le plus grand succès l'un et l'autre anti-scorbutiques, du règne végétal, de notre aïeul le docteur Stahl, que nous rendons publics, non seulement pour les marins de toutes les nations, mais encore pour le bien général de l'humanité.

Le premier anti-scorbutique porte le titre de bière anti-scorbutique, et se compose ainsi qu'il suit :

12 Livres de melasse.

8 Onces de jus de reglisse ;

4 Onces de graine de genièvre.

8 Onces de Coriandre.

6 Onces de Capillaire de Montpellier.

8 Onces de bourgeons *de pin* dessechés.

1 Livre de houblon.

Faire bouillir le tout dans 90 pintes d'eau douce et courante (deux livres) pendant 6 à 7 heures ; après quoi il faut y ajouter 3 livres de levure de bière, et traiter le reste comme on le fait pour la bière ordinaire.

Cette boisson sanitaire sous tous les rapports réunit, à un dégré éminent, la propriété de prévenir et de détruire l'affection scorbutique des gencives. Elle fortifie les reins, la rate, la vessie et rétablit l'estomac affaibli par des alimens de mauvaise digestion, soit qu'on la prenne pure ou mêlée avec moitié ou quart d'eau.

Cette bière étant incorruptible peut se transporter dans les régions les plus lointaines, sans éprouver aucune altération, et elle est susceptible d'être renforcée (1).

Le second anti-scorbutique porte le titre de Rob-anti-scorbutique, et se compose ainsi qu'il suit :

1 livre et demie de suc exprimé des feuilles de cresson de fontaine.

1 livre de suc exprimé de pieds de capucines prêtes à fleurir.

4 onces de jeunes pousses *de pin* écrasées.

En remplir les trois quarts d'un matras qu'il faut boucher hermétiquement avec une vessie, plonger le matras dans de l'eau chauffée graduellement jusqu'à 60 dégrés environ au dessus de la glace ; laisser refroidir le matras ; filtrer le suc à travers le papier-gris.

Faire fondre ensuite au bain-marie dans une livre de suc ainsi dépuré, 12 onces de sucre blanc, et l'on obtiendra le Rob ou sirop-anti-scorbutique, transparent, d'une couleur verdâtre, d'une odeur piquante, d'une saveur douce et un peu âcre.

Sa dose est depuis une demi-once jusqu'à une

____

(1) Cette bière mise en bouteille doit être ficelée au fil d'aréhal.

once, seul, ou mêlé dans cinq ou six onces d'eau, de bouillon, *de petit lait,* ou autres liquides appropriés.

C'est un des meilleurs médicamens en médecine, parce que ses effets ne sont point douteux.

Il fait expectorer avec plus de falicité dans l'asthme pituiteux, la toux catarrhale, la phtisie pulmonaire essentielle et commençante; quelquefois il contribue à la détersion de l'ulcère des poumons. lorsqu'il est recent avec plus de fièvre et de toux.

Il guérit le scorbut et particulièrement le scorbut de mer.

Extérieurement, en gargarisme, il raffermit les gencives, le voile du palais, déterge les ulcères scorbutiques de la bouche et les aphtes en général.

Art. 3. *Le vice scrophuleux, écrouelles, tumeurs ou humeurs froides.*

Les humeurs froides se manifestent par des tumeurs dures, squirrheuses, souvent indolentes, qui se forment peu à peu dans les glandes du cou, de la gorge, des oreilles, des aisselles, de même aux jambes, quelquefois aux jarrets, aux bras, aux poignets, aux mamelles, etc.

On comprend aussi sous le nom d'écrouelles les humeurs froides qui surviennent aux jambes et sur les os, comme aux pieds, aux genoux, aux coudes, aux mains et principalement aux doigts, ainsi que la plupart des fluxions opiniâtres, qui se jettent sensiblement sur les articulations, sans cause manifeste, et qui sont suivies d'abcès, de gonflement dans les os.

On distingue les Ecrouelles en bénignes et en malignes.

Les bénignes sont blanches, sans odeur, sans inflammation; elles ont coutume de durer long-temps, sans causer d'accident fâcheux.

Les malignes sont rouges, livides, enflammées, très-douloureuses et d'une forte odeur. Elles tiennent ordinairement de la *nature du cancer;* et résistent opiniâtrement à tous les remèdes.

Quand les écrouelles sont récentes, qu'elles ne sont point héréditaires, et qu'elles ne portent aucun caractère de malignité, elles cèdent visiblement aux effets du soufre d'or.

Lorsque l'abcès écrouelleux est étendu jusqu'aux os, et qu'il y a causé la carie, ce mal est pour lors presque incurable; et dans ce cas, elles exigent un traitement un peu long (mais la guérison est sûre), et un régime exact et suivi; lorsqu'elles sont souvent accompagnées d'ulcères, il est nécessaire en ce cas, d'y appliquer deux ou trois fois le jour, le cataplasme décrit dans l'article 2, et le continuer pendant tout le traitement.

Enfin, le vice scrophuleux cause une infinité de désordres dans l'économie animale; il produit les maux les plus dangereux, surtout s'il établit

(14)

son siége dans des viscères essentiels à la vie, tels que le *mésentère*, le *poumon*, le *pancréas*, le *foie*, etc.

Le traitement anti-scrophuleux est depuis 6, 8, 10, 12, 14, 16, 18, 20, 24, 26, 28 à 30 et à 35 prises ou doses ; et dès l'usage de la première prise ou dose, le malade se mettra à l'usage d'une légère décoction de fleurs et racines de tussilage ou pas d'âne, et le continuera jusqu'à la parfaite guérison.

Art. 4. *Les maladies cutanées, telles que les dartres écailleuses, farineuses, vives, ulcéreuses, rongeantes, croûteuses, etc.*

Toutes espèces de dartres reconnaissent pour cause l'âcreté de la lymphe, qui s'arrête dans les vaisseaux capillaires ou dans les glandes qui règnent sur la peau, et qui se présentent sur différentes faces, selon les différentes parties où elles séjournent.

Souvent l'humeur dartreuse et teigneuse est si corrosive qu'elle pénètre dans la substance de la peau et la détruit, principalement sur les mains, sur la tête, sur les genoux, quelquefois aussi sur le visage et sur la poitrine : on l'appelle pour lors dartre rongeante, croûteuse ; ou éléphantiasis, espèce de dartre très-maligne, la plus rebelle et la plus opiniâtre de toutes : on aura recours à l'application du cataplasme décrit dans l'article 2, ci-dessus.

Dans toutes les maladies de la peau, on aura soin de bassiner les éruptions avec une légère décoction d'orge mondé ou de guimauve, dans laquelle on fera fondre deux onces de miel rosat, par chopine d'icelle, afin d'adoucir l'épiderme de la peau, calmer les douleurs et les grandes démangeaisons qu'elles occasionnent.

Quoique le Soufre d'or de Stahl soit un des plus puissans anti-scrophuleux et anti-dartreux qui soit connu jusqu'à ce jour, que par ses propriétés si décidées contre ces maladies si rebelles, et que par son entière extirpation, il rend à la peau sa souplesse et son élasticité naturelle, il ne faut pas s'attendre que cela puisse s'opérer tout à fait sans être secondé d'un régime convenable à la ténacité et à l'acrimonie du levain que le Soufre d'or doit combattre, et qu'il détruit à la fin; c'est pourquoi le traitement des écrouelles et certaines dartres demandent, dans quelques cas, des préparations un peu longues et suivies; régime qui, sans être trop rigoureux, exige cependant de la constance et de la persévérance de la part du malade, pour obtenir la guérison.

Le traitement anti-dartreux, galeux, teigneux, lépreux, pianeux, etc., etc., est depuis 4, 6, 8, 12, 16, 20, 25 à 30 prises ou doses.

Art. 5. Les engorgemens, la paralysie, obs-

tructions ou tumeurs enkystées, embarras squir-
rheux, glandes squirrheuses ou cancereuses, etc.
Voyez l'application du cataplasme décrit dans
l'article 2.

Le traitement est depuis 4, 6, 8, 10 à 12 prises
ou doses.

Art. 6. Les fistules, les polypes, le sarcome ,
l'ozène, la punaisie, les abcès, les ulcères malins,
fistuleux; les maux de jambes, rebelles, graves,
opiniâtres, chroniques, etc. Voyez l'application
du cataplasme à l'article 2.

Le traitement est depuis 4, 8, 12, 16, 20, 24 à
30 prises.

Art. 7. Les ravages du lait, tels que les dépôts
dans les différentes parties du corps; les croûtes
laiteuses, les engorgemens laiteux au sein, l'apoplexie laiteuse, les convulsions, la paralysie, la
goutte, le rhumatisme laiteux, et les fleurs-blan-
ches d'un caractère malingre.

Le lait extravasé ou vicié porte fréquemment à
la peau; il produit alors des dartres, des érésipèles,
la gale, la lèpre;

Il occasionne des ulcères à la gorge, aux aînes,
aux jambes, des enflures avec douleurs, démangeaisons et écoulemens.

D'autrefois, il affecte les organes de la vue, de
l'ouïe et de l'odorat.

Souvent il attaque les nerfs, il en résulte des
convulsions, l'épilepsie, des maux de tête, dont

la violence cause souvent des absences et conduit à la folie;

Enfin, il donne des maux d'estomac, des dyssenteries.

Il produit des dépôts en diverses parties du corps, principalement sur la tête, au bas-ventre, aux plis des cuisses et aux articulations de ces parties.

Dans cet état maladif, il ne faut pas confondre ces dépôts laiteux avec les bubons et autres symptômes de la maladie syphilitique, parce qu'ils affectent les mêmes parties, comme les aînes, les coudes, etc.

« Que si on néglige les engorgemens laiteux, « dit le célèbre médecin, le docteur Stahl, cette « maladie en vieillissant dégénère en rhumatisme, « en goutte, en abcès, en squirrhe; enfin, en can- » cer, la plus terrible et la plus douloureuse de « toutes. » Voyez l'application du cataplasme décrit à l'article 2.

Le traitement anti-laiteux, est d'après 4, 6, 8, 10 à 12 prises.

Art. 8. Dans la néphrétique ou calcul des reins et de la vessie.

Cette cruelle maladie s'annonce par des douleurs vives; une difficulté d'uriner accompagnée de douleurs vives, des urines rouges, enflammées, glaireuses, blanchâtres, laiteuses et tantôt bourbeuses; enfin, par des graviers, sables ou petites pierres qui se forment dans les reins, que le malade rend avec beaucoup de douleurs et d'effort.

Cette affection doit ordinairement son origine au calcul des reins.

L'expérience et l'observation ont démontré que le soufre d'or de Stahl dissout les petits calculs friables de la vessie. Il chasse les graviers contenus dans les voies urinaires, les matières visqueuses, glaireuses qui s'accumulent dans la vessie, et qui ne s'échappent qu'avec de grandes douleurs par le canal de l'urètre.

Le traitement anti-néphrétique ou calcul des reins, est depuis 2, 4, 6, 8, 10 à 12 prises ou doses, accompagnées des bains de siége composés d'herbes émollientes.

Art. 9. Dans les maladies graves de la tête par des causes accidentelles, telles que commotion, ébranlement quelconque du cerveau, occasionnés par des coups à la tête, par une chute, contusion, etc.

Il n'est pas étonnant que la commotion du cerveau puisse occasionner toutes les maladies les plus sinistres de la tête et des nerfs, en produisant des douleurs violentes, des inflammations, des accès épileptiques, des hydropisies de cerveau, des tintemens insupportables dans les oreilles, des stagnations de sang, des abcès, des dépôts dans la tête, qui se forment plus ou moins tard ; accident mortel , et qu'on n'a pas encore guéri que très-rarement.

Voyez l'application du cataplasme sur le front à l'article 2, pendant tout le traitement, qui est depuis 4, 6, 8, 10 à 12 prises ou doses.

Art. 10. *L'épilepsie ou mal caduc.*

Les phénomènes affligeans que l'on observe dans une attaque de l'épilepsie, se manifestent par des convulsions irrégulières, principalement de la machoire inférieure, qui saisit subitement et fait tomber le malade, avec lésion des sens internes et externes, écume à la bouche, ronflement, oppression, écoulement involontaire d'urine, d'excrémens, et qui revient même par accès de temps en temps ou périodiquement.

Dans l'accès le malade est violemment agité, se tord les mains, jette des cris, serre les dents, se mord quelquefois la langue et les lèvres.

Il a les yeux féroces, le visage rouge, livide, gonflé, les poings fermés.

Il se donne des coups sur la poitrine ou se frappe la tête contre terre.

Quand l'accès est fini, il reste étonné et assoupi, ensuite il revient à lui sans se ressouvenir de ce qui s'est passé.

Il ne se plaint que d'une pesanteur de tête, d'un accablement universel, avec une grande lassitude.

Les causes qui peuvent déterminer les accès de cette effroyable maladie, sont : les passions portées à l'excès, les grandes colères, un chagrin vif, concentré, la passion hystérique, etc.

La trop grande contention d'esprit, les veilles immodérées, la rentrée de quelques maladies de la peau, ou la cessation de quelque évacuation habituelle supprimée par quelque moyen que ce soit. Mais les causes les plus communes, celles qui sont aujourd'hui les plus multipliées, reconnaissent pour principe, la masturbation, l'amour, la peur, un saisissement ou une frayeur subite, toute affection capable d'occasionner des accès épileptiques.

Pour le traitement curatif, le malade fera usage pendant dix, douze ou quinze jours de la boisson préparatoire décrite à l'article 16; et on lui appliquera de suite, tous les soirs, sur le front en se couchant, le cataplasme émollient-calmant décrit à l'article 2; et on le renouvellera tous les jours durant l'usage de ladite boisson préparatoire.

Et le dixième, douzième ou quinzième jour de l'usage de ladite boisson, le malade se fera appliquer les sangsues au nombre de 4, 5 ou 6 au cou, à chaque côté derrière les oreilles; vingt-quatre heures après l'application des sangsues, le malade commencera l'usage du Soufre d'or par une première prise ou dose, de la manière et suivant la marche prescrite ci-après, à l'article 20.

L'épilepsie innée ou celle qui tient à l'état d'imbécillité, et qui est très-souvent la suite de la terrible passion (la masturbation), est incurable. Cependant l'expérience a démontré que des malades de cette dernière classe, qui avaient suivi ce traitement, ont éprouvé un grand soulagement, du calme, de l'éloignement et une diminution considérable dans la crise des accès; observant dans ce dernier cas, d'appliquer une seconde fois le nombre de sangsues après les six, huit ou dix première prises ou doses du Soufre d'or.

On suivra le même traitement pour l'*anévrisme au cœur* (regardé comme incurable); en appliquant sur la partie douloureuse de ce principal viscère les mêmes cataplasmes, et le même nombre de sangsues, aux deux côtés du cou. Ce traitement est depuis 2, 4, 5 à 6 prises ou doses.

Le traitement anti-épileptique, est depuis 3, 4, 5, 6, 7 à 8 prises.

Art. 11. Comme le Soufre d'or de Stahl est un puissant fébrifuge et anti-putride;

Il prévient et dissipe toutes inflammations; il fond et évacue anodinement, en débarrassant l'estomac et le tube intestinal des matières putrides ou des sucs qui y croupissent.

Dans les fièvres intermittentes, etc. (comme chroniques), la prise ou dose du Soufre d'or doit être administrée une demi-heure avant l'accès et après le troisième accès.

Le traitement est depuis 2 , 3 , 4 , 5 , 6 à 8 prises.

Art. 12. Dans les fièvres putrides (comme maladies vives ou aiguës, sans ou avec inflammation), on ne doit administrer le Soufre d'or qu'après avoir préparé le malade, pendant un ou deux jours de suite pour le moins, avec la boisson préparatoire à l'article 16, afin de calmer et détremper les matières bilieuses et putrides qui sont en effervescence, pour relâcher les fibres qui sont trop tendues et pour suppléer à la déperdition des liqueurs, qui se fait dans ces sortes de fièvres, et pour rétablir le cours des urines.

Le traitement est depuis 2, 3 à 4 prises ou doses.

Art. 13. Dans les fièvres malignes, pernicieuses, épidémiques, etc. etc.

Il faut surtout observer que les humeurs morbifiques, billieuses, putrides, fétides, corrosives, acquièrent ou ont acquis dans cette grave affection, le plus haut degré de malignité (1), en se

_____

(1) Il est essentiel de faire observer ici que cette fièvre si dangereuse est presque toujours accompagnée d'un dépôt attrabilaire, d'une bile extrêmement âcre et mordicante, quelquefois enkystée dans une membrane analogue à celle qui se forme quelquefois dans la trachée artère et l'esquinancie appelée *croup*.

« L'expérience a prouvé, dit le célèbre docteur Stahl, « que la saignée, l'émétique, etc, etc, dans pareil cas, « sont éminemment mortels. »

portant à la tête, et qu'elles y causent le délire, des convulsions ou la mort.

Dans le cas où le malade serait réduit à cet état déplorable et abandonné à l'impuissante nature ;

Il faut sans perdre de temps lui faire avaler quatre à six cuillerées à bouche de petit lait doux et nouveau (1) ;

---

(1) Les propriétés du petitlait ne sont point douteuses.

Le petit lait doux et nouveau est généralement estimé par le docteur Stahl et autres fameux médecins, comme le meilleur et le plus salutaire remède spécifique de la grande classe des médicaments rafraîchissants.

Il est calmant, tempérant, laxatif.

Il est encore anti-putride, apéritif, diurétique.

C'est à raison de ces propriétés et à son sel-salin-volatil qu'on doit les heureux effets qu'il opère dans le cas où la bile et le sang sont échauffés à l'excès, principalement dans les fièvres intermittentes, nerveuses, bilieuses, putrides, imflammatoires, et qu'il contribue à guérir, la dissenterie, lorsqu'il corrige l'âcreté des humeurs, qui irritent les fibres nerveuses.

Il est un des plus puissants scorbutiques,

Il soulage les hypocondriaques et les asthmatiques, calme les douleurs de rhumatismes et de la goutte ;

Il favorise la sortie des urines interceptées par des engorgemens, des sables et des glaires.

Il contribue à la guérison des laits répandus, et les empêche de se fixer ;

Son usage n'est pas moins salutaire dans les exulcérations ou érésipèles internes ;

S'il a les dents serrées, on les séparera avec deux cuillers d'argent ;

Il faut de suite délayer deux prises de Soufre d'or : exactement mêlée dans une demi-cuillerée

---

Dans les asthmes convulsifs, chroniques ;

Dans les affections catarrhales, séreuses, suffocantes, chroniques ;

Dans les humeurs cédémateuses ou bouffissures ;

Dans les difficultés d'uriner ou colique néphrétique ou calcul des reins et dans les écoulemens gonorrhiques ;

Dans les hémorroïdes, les maladies, syphilitiques, celle de la peaú, l'épilepsie et plusieurs autres affections chroniques.

On le doune encore avec un grand succès en lavement en y dissolvant une cuillerée à bouche de sain-doux frais : dans les migraines, dans les inflammations internes, dans les fortes constipations, dans l'apoplexie, dans l'épilepsie, dans la paralysie, dans les laits répandus et dans les suppressions chroniques des règles.

Il est très-salutaire aux maniaques et aux mélencoliques, avec le nître : dans les maladies *du foie* ;

Il est propre pour désopiler les viscères et contre les maladies causées par leurs obstructions, telle que l'hydropisie naissante, la jaunisse, les fièvres intermittentes, bilieuses, putrides, malignes, pernicieuses, etc.

Il est généralement d'un grand secours dans les maladies de la peau, causées par l'âcreté ou dépravation de la bile scorbutique qui attaque le gluten du sang ou sa dissolution.

Comme il se trouve très souvent des personnes à qui la faiblesse de leur estomac ne permet pas l'usage du petit lait ; on peut y plonger un fer rougi au feu, ou y faire dissoudre par chaque pinte, une once de manne de crême de lait, de miel ou de sirop d'orgeat ou liquefiées avec quelque gouttes d'eau, et le lui faire avaler et donner tout de suite par dessus cette double prise ou double dose, et par cuillerée, un verre de petit-lait dans lequel on aura fait fondre une demi once de manne grasse, ou la même quantité de miel blanc, et continuer l'usage du petit lait dès l'opération du Soufre d'or, afin d'entretenir les évacuations;

Et vingt-quatre heures après la double dose ou prise, on n'administrera au malade qu'une seule et dernière prise du Soufre d'or , de la même manière qu'on aura administré la double dose;

Observant de ne donner au malade aucune subsistance quelconque que le petit lait seul, jusqu'après l'opération de la dernière prise du Soufre d'or, commençant par des bouillons légers,

---

commune ou la même quantité de miel blanc : on peut aussi y ajouter un peu d'eau de fleurs d'oranger.

On peut également le délayer dans une partie égale de lait bouilli, d'eau panée adoucie avec les sirop d'orgeat, de bouillon, l'eau de poulet, de chicorée, d'une légère infusion de pariétaire, de fleurs de houblon, de fumeterre, de scabieuse des bois : dans les maladies générales de la peau.

Le petit lait se retire d'un lait quelconque, dans lequel on a mêlé un peu de bon vinaigre ou jus de citron.

Une cuillerée a bouche de vinaigre mélangé dans une livre de lait, au moment qu'il bout, suffit pour le faire cailler très-promptement.

dégraissés, des petites soupes ou des légers potages, et un peu de bon vin mêlé et adouci avec moitié d'eau.

Nombre de personnes qui étaient à toute extrémité et abandonnées au bord de la tombe, ont été rappelées à la vie par le prompt effet de ce spécifique.

Art. 14. Dans les cathares sérieux, graves, opiniâtres, souvent accompagnés de fluxion ou d'hydropisie de poitrine et d'esquinancie, qui dégénèrent en maux de gorge inflammatoires, deviennent vrais ou essentiels, et peuvent devenir même mortels, surtout si les sujets sont dans l'âge viril (voyez l'application du cataplasme émollient à appliquer sur le cou à l'article 2.)

L'expérience a toujours prouvé que le Soufre d'or a la vertu de rompre, de briser, de dissoudre et détruire les humeurs *catharrales* et du *croup*, de les conduire sur le tube intestinal, et de les faire évacuer par cette voie. Voyez le petit minoratif pour la coqueluche à l'article 19.

Le traitement anti-catarrhal est depuis 2, 3, 4, 5 à 6 prises.

Art. 15. *Le ver Solitaire et le ver Cucurbitain.*

Le ver Solitaire ou Ténia est plat, fort long et assez égal par ses bords, d'une longueur prodigieuse, mince comme de la faveur, divisé par anneaux plus ou moins éloignés, portant presqu'au milieu une sorte d'épine composée de grains blancs très unis aux autres, sa tête est comme une boule un peu plate, paraissent avoir quatre yeux ; sa langue est une flèche et sa queue mince et large.

Le ver Cucurbitain n'a pas cette épine comme le Tœnia ou Solitaire ; mais il ressemble pour le reste de sa structure à des grains de courge ou de citrouille mis bout-à-bout ;

Il est d'une longueur extraordinaire : mince étroit comme le Solitaire ?

Il accompagne presque toujours le ver Solitaire ou le Tœnia.

Leur présence dans le corps humain excite des démangeaisons au fondement, des coliques, des tranchées, etc.

Les selles ont la couleur d'argile ; et ils se logent principalement dans les émonctoires des glandes qui se déchargent dans les intestins, causent le plus souvent des ulcères au foie, et se logent ou se placent souvent dans la cavité de l'ulcère.

Le traitement est depuis 2, 4, à 6 prises ou doses.

Art. 16. *Boisson principale comme préparatoire, avant et pendant le traitement du Soufre dor.*

C'est une infusion de pariétaire à raison d'une pincée, avec un dé à coudre, de graines de lin écrasées;

Le tout infusé dans une chopine d'eau bouillante, dans laquelle on fait dissoudre une demionce de manne commune, et la même quantité de miel blanc (ou une once d'un des sirop de rose pâle, de pommes, de fleur de pêcher, ou à la rhubarbe, pour les personnes à qui la manne et le miel répugnent).

Après une demi-heure d'infusion, vous passerez le tout avec expression. Cette infusion sera mêlée ou coupée avec partie égale, moitié petit lait, pour être partagée en quatre doses ou verrées à prendre dans la journée, dont deux verres le matin à jeun, une heure avant le déjeûner, un à midi, et le dernier le soir en se couchant.

On aura soin de tenir chaque liqueur séparément, et de ne les mêler qu'au moment de boire.

L'usage de cette boisson préparatoire, laxatoire doit être continué pendant 2, 4, 6, 8, 10, 12 à 15 jours (suivant l'ancienneté de la maladie) afin d'adoucir, de calmer et de tempérer l'âcreté ou l'acrimonie du sang (la lymphe) et des humeurs ; de rétablir la fluidité du sang , et de préparer l'état de saburre des premières voies , de tenir le ventre libre et d'entretenir le cours des urines avant de faire usage du Soufre d'or.

Art. 17. *Les lavemens.*

Les lavemens ordinaires seront une légère décoction de pariétaire , avec un peu de grains de lin , ou faite avec le gros son lavé auquel on peut ajouter le quart de lait.

Les lavemens particuliers sont une chopine de lait, (une livre) dans lequel on fait bouillir le blanc et la racine de quatre poireaux écrasés.

Après un quart d'heure d'ébullition, on passe le tout avec expression , et on y ajoute une cuillerée à bouche de sain-doux frais.

Ce lavement doit toujours être précédé par un lavement ordinaire.

Il est d'un grand secours dans les douleurs aiguës des reins , de la vessie , de la matrice , dans les laits repandus , dans les suppressions des règles chroniques, dans les violences de la tête, dans les inflammations internes, dans l'apoplexie, la paralysie et dans les fortes constipations, etc.

Art. 18. *Le régime.*

Le régime sera des alimens de facile digestion ; tels que le café ou le thé léger au lait.

Les bouillons de viandes fraiches, des soupes, de crême, de riz, de semouille, de gruau, d'orge, d'avoine, de fécule de pomme de terre ou vermicelle.

Les légumes frais, comme les asperges, les petits pois, les navets, la laitue rouge, les petits haricots verds, les choux-fleurs, les choux rouges, la chicorée, les épinards, les salsifis et la scorsonère.

Les fruits bien mûrs, comme les cérises à courte queue, les fraises, les pêches et surtout les fruits cuits.

Le bouilli, le rôti de veau, de mouton, de volaille et les petits oiseaux surtout.

Il faut s'abstenir des ragoûts, des pâtisseries, des viandes et poissons salés, du café à l'eau, des liqueurs spiritueuses, des végétaux secs, tels que les fèves ou haricots, pois et lentilles.

On peut user modérément de bon vin à son repas, en y ajoutant les deux tiers d'eau, ainsi que la bière ou le cidre, en usage en certains pays.

Art. 19. *Manière d'administrer le Soufre d'or.*

La dose ordinaire pour les personnes des deux sexes, au-dessus de dix ans, d'une complexion ordinaire, est la prise ou dose entière.

Les personnes délicates, d'une faible complexion ou déjà exténuées par des maladies chroniques, par les remèdes, etc.; partageront les prises ou doses par moitié, par tiers ou par quart.

DOSES POUR LES ENFANS.

La dose pour les enfans depuis leur naissance jusqu'à un an, est la sixième partie de la prise, donnée dans une cuillerée à café : mêlée exactement de bonne crême de lait, de sirop de violette ou d'orgeat, ou dans un peu de miel liquéfié avec quelques gouttes d'eau.

On fait prendre tout de suite par dessus deux cuillerées à bouche de petit-lait adouci légèrement avec le miel, le sirop d'orgeat ou de violette.

On continuera l'usage du petit-lait pendant l'opération du Soufre d'or, ainsi que dans les jours des intervalles des doses.

Il suffit à cet âge de donner une ou deux de ces petites doses, à un ou deux jours d'intervalle.

Depuis un an jusqu'à trois, le quart de la prise, avec quatre cuillerées à bouche de petit lait ; et de la même manière qu'il est dit ci-dessus, à deux jours d'intervalle.

Depuis trois ans jusqu'à six, le tiers ou la demi-prise avec six cuillerées de petit lait, à deux ou à trois jours d'intervalle.

Depuis six ans jusqu'à dix, les deux tiers de la prise avec huit cuillerées de petit-lait.

La vertu spécifique du Soufre d'or les préserve et les guérit des affections *catarhales*, de la *coqueluche* (1), du *croup*, des fluxions, des éruptions ou croûtes de lait, des convulsions (2), des fièvres, des coliques ou tranchées, des engorgemens bilieux ou glaireux, des vers, des maux d'yeux, et des suites de la rougeole interceptée (3), et de la petite vérole rentrée.

____

(1) Dans la coqueluche opiniâtre ou le *croup*, affection catarhale éminemment dangereuse, qui exige les plus prompts secours.

On employe avec succès la potion fondante et laxative suivante, et que l'on peut réitérer une ou deux fois :
Huile d'amande douce ;
Manne en larme, prenez de chaqueune once.
Mêlez le tout ensemble selon l'art ; y mêler ensuite exactement la dose du Soufre d'or prescrit selon l'âge ; pour une dose à prendre par cuillerée à café , la boisson sera toujours le petit lait.

(2) Il est à observer que les convulsions des petits enfans ne se guérissent jamais par la saignée..., et quand on a le malheur de la pratiquer, elle augmente les convulsions et précipite leur mort. L'émétique donné en pareil cas est très mortel, par la délicatesse des fibres de leur estomac, et la faiblesse du diaphragme.

(3) La rougeole a toujours des suites fâcheuses si l'on n'a pas l'attention d'entraîner par les selles, par la transpiration insensible, ou par les urines, le reste des miasmes, qui peuvent séjourner dans le corps.

Elle est souvent suivie de la fièvre, d'une oppression à la poitrine, d'une flux de ventre excessif et surtout de la toux, qui est le symptôme le plus dangereux !...

Comme on n'a pas toujours des balances et de petits poids pour partager les prises ou doses, et qu'un demi-grain plus ou moins ne saurait nuire, on pourra aisément, à vue d'œil, diviser les doses avec la pointe d'un canif.

Art. 20. Arrivé au 2, 3, 4, 5, 6, 7, 8, 9, 10, 11, 12 ou 15e jour de l'usage de la boisson préparatoire ;

On prendra le lendemain matin, à jeûn, une première prise ou dose du Soufre d'or :

Très-exactement mêlée dans un peu de pomme rôtie (au bout d'une cuillère à café) dans un peu de miel, de crême de lait, de sirop d'orgeat, de confiture, ou dans toutes sortes de gelées.

Dès qu'on aura avalé la prise ou dose (sans mâcher), on boira tout de suite par-dessus, un verre de la boisson préparatoire.

Une heure et demie après ce premier verre (ou plutôt, si la prise opère), on prendra deux autres verres de la boisson à un quart d'heure de distance. Après ce temps, on pourra déjeûner avec des choses saines et liquides (voyez l'article du régime), en attendant le dîner, mangeant sobrement.

Art. **21.** *Intervalle des prises ou doses du Soufre d'or.*

Les prises ou doses entières se prendront à

2 , 3, 4 , 5 et à 6 jours de distance ou d'intervalle d'une prise ou dose à l'autre.

Et les demi-prises ou demi-doses, etc., se prendront à 1, 2, 3, 4 et 5 jours d'intervalle (surtout dans les maladies chroniques), et pris de la même manière qu'on aura pris la première prise du Soufre d'or.

L'expérience a démontré que des personnes, en préférant de prendre les prises ou les doses le soir en se couchant sans avoir soupé, et en buvant-par-dessus un verre de la boisson préparatoire, que ce spécifique n'a point dérangé le sommeil; et le lendemain il a produit l'effet désiré, en buvant un ou deux verres de la même boison, et n'empêche pas de déjeûner avec des choses saines. (Voyez l'article 18).

Observant surtout et dans tous les cas possibles, d'éloigner ou diminuer les prises ou doses au fur et à mesure que la maladie cède à l'efficacité du Soufre d'or.

On observera de prendre la veille et dans les jours des prises ou doses, un lavement décrit ci-dessus, le soir en se couchant.

Dès la première prise ou dose, on ne prendra plus que deux verres de la boisson préparatoire dans les jours des intervalles des prises ou doses, dont un verre le matin à jeûn, et le second le soir en se couchant.

Les effets du Soufre d'or sont toujours à raison de la qualité plus ou moins viciée de l'humeur, ou de sa ténacité et de son ancienneté, et son action est plus ou moins prompte dans certains sujets que dans d'autres.

Son principal caractère est de suppléer à l'impuissance des remèdes généraux, et d'opérer ce qu'il ne leur a pas été donné de faire.

Enfin, nous n'hésitons pas d'assurer d'après l'expérience, que le Soufre d'or de Stahl, en réunissant le précieux avantage de guérir ou de soulager considérablement les maladies énoncées, dispense absolument de tous les moyens violens et actifs ; mais il est encore capable comme Alexipharmaque, de prévenir, d'éloigner ou détruire soit les *miasmes insensibles* que l'on regarde comme très-funestes, et qui, sous l'apparence d'une éruption bubonique ou d'une fièvre contagieuse, font souvent de grands ravages, soit les poisons que communique au corps la morsure ou la piqûre de plusieurs animaux, qui tendent à la destruction de l'économie animale.

OBSERVATIONS.

Le rapport fait au Gouvernement, des succès brillans obtenus dans l'administration du Soufre d'or de Stahl (dont les pièces justificatives sont ci-après), sur des maladies graves, désespérées ou regardées comme incurables, a été reçu avec intérêt.

Le Gouvernement, alors occupé à la convocation des Etats généraux, n'a pas pu suivre cette opération comme il l'aurait désiré ; mais les médecins et les chirurgiens dénommés ci-après, n'ont pas pu s'empêcher de l'administrer, toujours avec le plus grand succès.

RÉSUMÉ.

Dans le nombre des cures opérées par ce spécifique, nous nous bornons seulement à en rapporter quelques-unes faites à Paris par des praticiens du premier ordre ; et nous regardons comme superflu de multiplier ici les preuves, lorsque des guérisons journalières attestent l'efficacité du Soufre d'or de Stahl, et lui acquièrent de nouveaux droits à la recommandation.

PIÈCES JUSTIFICATIVES,

PRÉSENTÉES

AU GOUVERNEMENT,

SOUS LE MINISTÈRE

DE MM. DE BRIENNE , ARCHEVÊQUE , ET LE BARON DE BRETEUIL.

(20 Mai 1787.)

Observations de M. Langlois, docteur-régent de la Faculté de Médecine de Paris, etc., sur les effets du Soufre d'or de Stahl.

Nᵒ. Iᵉʳ.

Guérison d'une maladie grave, causée par l'évaporation du mercure.

Le sieur Lafosse (Joseph), maître doreur au mât et sur tous métaux, d'une complection sèche et très-nerveuse, âgé de 45 ans, demeurant rue de Cimetière Saint-Nicolas des champs, maison du sieur Paté, marchand limonadier.

Etait attaqué depuis six mois d'un tremblement convulsif, dont les accès duraient pendant un quart d'heure, le matin et le soir, avec des envies de vomir, des coliques et la langue paralysée, et ne pouvait faire aucun usage de ses mains ni de ses jambes ; son épouse lui donnait les alimens comme à un enfant.

Cet accident reconnaissait pour cause l'évaporation du mercure.

Il a été parfaitement rétabli et guéri après avoir fait usage de 12 prises du Soufre d'or de Stahl.

La triste situation où se trouvait le malade avant l'usage du Soufre d'or, est attestée de nous d'après les soussignés qui savent que c'est après avoir fait usage de 12 prises de ce spécifique, qu'il a été radicalement guéri.

Suivent les signatures : les sieur Péchinier, bourgeois de Paris, rue de Sartine, n° 3.

Harrasse, maitre doreur sur tous métaux, rue Bailleul, hotel de Carignan.

Pierre le Blond, maître horloger, rue Saint–Honoré, barrière des Sergents.

Barancourt, maître horloger, rue du Petit-Lion Saint-Sauveur.

Bréant, maître horloger, rue Saint–Martin.

Barandon (Demoiselle), maitresse batteuse d'or, rue Saint-Denis.

Fontaine, marchand d'or, Pont au Change, au point du Jour.

Zacconne, maître fondeur et acheveur, rue des Cinq Diamants.

Lamoureux, marchand orfèvre, jouailler et bijoutier, rue Saint–Denis, en face de celle Saint-Sauveur.

Pâté, marchand limonadier, rue du Cimetière Saint-Nicolas des champs.

Bayret, marchand épicier, rue Saint-Martin.

Geoffroy Cosse, marchand orfèvre, rue du Cimetière Saint–Nicolas des champs.

Gaudin, marchand orfèvre, rue du Cimetière Saint-Nicolas des champs.

Cordier, metteur en œuvre, rue du Cimetière Saint-Nicolas de champs.

Bruna, médecin ordinaire du Roi, etc, médecin du malade avant l'usage du Soufre d'or.

Langlois, docteur régent de la Faculté de médecine, etc·, qui a administré au malade les 12 prises de Soufre d'or de Stahl.

Lesquels attestent tous avoir vu et connu ledit sieur *Lafosse*, maître doreur au mât, perclu de tous ses membres, et dans l'état le plus déplorable et le plus désespéré. Il est actuellement guéri radicalement, ayant tous ses membres libres, sans ressentir aucun tremblement ; et il est en état aujourd'hui de travailler comme avant la cruelle maladie qu'il a éprouvée.

Ont signé et certifié véritable, les syndics et députés de la communauté des maîtres doreurs sur tous métaux.

Les sieurs :

Cochard, enclos Saint-Denis de la Chatre.

Facinte, quai de l'Horloge du palais.

Levèque, grande rue de Montmorency.

Feucher, rue de la Feronnerie

Servent, vieille cour du Palais.

Bécard, rue de Grenelle Saint-Germain.

Vivier, fils, rue et près l'égout Montmartre.

Eissenbrand, jardin du Palais-Royal.

Bruna, médecin ordinaire du Roi.

Langlois, docteur-régent de la Faculté de médecine de Paris.

A Paris, le 17 Juin 1786.

MERCURE

Tremblement et Paralysie.

Le sieur Derès, maître doreur au mat, cour Saint-Martin, maison du sieur Houi, marchand tablettier,

attaqué de tremblemens, ne pouvant presque point se
servir de ses bras, et ayant beaucoup de difficulté à par-
ler, le tout causé par l'évaporation du mercure, a été
guéri avec six prises, à deux et trois jours d'intervalle.

MERCURE.

Le sieur Labbé, maître doreur sur métaux, rue Beau-
bourg, attaqué de tremblement et d'une paralysie sur la
langue, causée par l'évaporation du mercure, a été guéri
avec huit prises, à trois jours d'intervalle.

MERCURE.

La veuve Dufour, âgée de 36 ans, maîtresse doreuse
sur tous métaux, rue Saint-Sauveur, n° 58, attaquée de
tremblement et d'une paralysie sur la langue, causée
par l'évaporation du mercure, a été guérie radicalement
avec cinq prises de Soufre d'or.

MERCURE
Tremblement et lait répandu.

L'épouse du sieur Labbé, âgée de 38 ans, maîtresse
doreuse sur métaux, rue Beauboug, attaquée depuis deux
ans d'un lait répandu et de tremblemens dans ses membres, causés par l'évaporation du mercure, a été guérie
radicalement avec douze prises.

L'épouse du sieur Lafosse, maîtresse doreuse, rue
du Cimetière Saint-Nicolas des champs, maison du sieur
Pâté, marchand limonadier, âgée de 34 ans, attaquée
depuis un an d'un lait répandu, et de tremblemens dans
les deux bras, causés par l'évaporation du mercure, a
été guérie avec treize prises.

POLYPE UTÉRIN.

L'épouse du sieur Lelandest, compagnon rubanier,
chez le sieur Baron, marchand épicier, rue Saint-Denis,
à côté de l'ancien grand cerf, âgée de 36 ans, était attaquée depuis quatre ans d'un polype utérin très-douloureux, qui lui causait une perte continuelle :

Après avoir employé infructueusement nombre de remèdes de gens de l'art, cette malade étant allée à l'Hotel-Dieu, on voulut lui faire l'opération à laquelle elle refusa de se soumettre ; étant venue me trouver, dix prises la guérirent radicalement.

FISTULE DARTREUSE A L'ANUS.

Le sieur *Sauvage*, maître coëffeur, rue des Fontaines, vis-à-vis le Temple , maison du sieur Piniel, marchand épicier, attaqué depuis deux ans d'une fistule dartreuse très-douleureuse à l'anus, pour laquelle il avait déjà subi une première opération, et sur le point d'en subir une seconde, a été parfaitement guéri avec 22 prises.

DARTRE POLYPEUSE.

Le chevalier de Beuvrigny , major d'infanterie , âgé de 39 ans, rue Planche-Mibray, n°. 1er, venu de l'Ile de France pour se faire guérir d'une dartre polypeuse qui s'était fixée dans le nez et lui causait de cruelles démangeaisons. Après avoir beaucoup consulté et employé infructueusement nombre de remèdes des gens de l'art, a été radicalement guéri avec douze prises.

DARTRE VIVE ET RONGEANTE.

Le sieur Dautant, maître maçon, maison du collège Louis le Grand , âgé de 39 ans :

Attaqué depuis trois ans d'une dartre vive et rongeante dans la figure , et principalement sur la main gauche, après avoir employé infructueusement plusieurs traitemens ordonnés par des gens de l'art de Paris , a été radicalement guéri avec 14 prises.

DOULEURS RHUMATISMALES.

Mr. Dauté, capitaine au régiment du Roi, dragons , rue Planche Mibray, n°. 1 , âgé de 40 ans :

Attaqué depuis trois ans d'un rhumatisme très-dou-

loureux dans le bras droit, a été guéri radicalement avec
14 prises.

SQUIRRE ET OBSTRUCTIONS AU FOIE.

La demoiselle Charbuis, âgée de 32 ans, enclos du
Temple, attaquée depuis trois ans d'un squirre à la rate et
d'obstructions au foie et dans les reins, réduite dans un
état de marasme, ne pouvant marcher qu'avec grande
difficulté et avec des béquilles, a été guérie après avoir
fait usage de douze prises du Soufre d'or, à trois jours
d'intervalle; et tout son corps a pris de l'embonpoint.

Cette malade était abandonnée des gens de l'art, et
avait reçu tous ses sacremens ; cette prompte guérison a
fait dans le temps la plus grande sensation parmi les personnes de ce quartier.

PLAIES ULCERÉES AU SEIN ET PARALYSIE.

L'épouse du sieur Delaune, maître treillageur, rue
Saintonge, au Marais, n°. 12, âgée de 36 ans, était affligée
depuis trois ans de cinq ulcères au sein gauche ; traitée
infructueusement par plusieurs médecins et chirurgiens
pendant dix huit mois; elle était en outre affligée d'une
fausse paralysie, à la suite d'une forte attaque d'apoplexie, qui la tenait depuis la tête jusqu'au pied, du côté
droit, et la bouche tirée près l'oreille droite, et l'œil
du même côté paralysé-

Elle a été radicalement guérie avec vingt-deux prises.
Ses ulcères se sont cicatrises à la douzième; et la bouche
ainsi que l'œil sont revenus dans leur état naturel.

GOUTTE AVEC NODUS.

Le sieur Amet, courrier de la malle de Paris à Stras-
bourg, rue Plâtrière, maison du sieur Poupardin, marchand de vin, âgé de 60 ans, attaqué depuis vingt-deux
ans, d'une humeur de goutte aux deux pieds, qui l'em—

pêchait de marcher librement , avec un nodus de la grosseur d'un œuf de pigeon, qui aboutissait au coude du bras
droit. A été entièrement délivré des douleurs de sa goutte,
et du nodus , avec trente-deux prises.

SCIATIQUE RHUMATISMALE

L'épouse du sieur Laflotte ; marchand de vin, passage
de la Marmitte, rue Phélippeaux, au Marais, âgée de 40
ans, attaquée depuis un an de douleurs sciatiques dans la
hanche et dans la cuisse droite , a été guérie avec huit prises.

LAIT REPANDU ET DOULEURS
RHUMATISMALES.

La belle mère du sieur de Maudre , au trésor de M.
le Maréchal Prince de Soubise, au Palais de Soubise, au
Marais, âgée de 60 ans : attaquée depuis 32 ans de douleurs rhumatismales, causées par un ancien lait répandu,
et qui résistaient opiniâtrement à tous les moyens de la
médecine , a été radicalement guérie avec douze prises.

LAIT REPANDU ET SUPPRESSION
DES RÈGLES.

L'épouse du sieur Gélinote , cocher de Madame la
comtesse de la Roche-Lambert, rue Grénétat, âgée de 32
ans.

Affligée depuis dix mois d'un lait répandu avec suppression de ses règles, occasionnées à la suite d'une
couche malheureuse et très-laborieuse, a été parfaitement
guérie avec 12 prises, et à la huitième ses règles ont reparu
librement.

DÉPOT DANS L'INTÉRIEUR DU CORPS.

Le fils du sieur Rousseau , maître jardinier à l'Abbaye
Saint–Victor, âgé de 15 ans ;
Etait attaqué d'un dépôt dans l'intérieur du corps, à
la suite d'une chute en tombant du haut d'un arbre.

Les médecins et chirugiens de l'Abbaye le traitèrent infructueusement pendant douze jours sans espoir de le sauver. Il a été parfaitement guéri et rétabli avec deux prises données à la fois en une seule dose, et aidées de deux légers minoratifs.

Le père de l'enfant atteste que l'effet de ces deux prises, l'a ressuscité comme par miracle, en lui faisant évacuer, par le haut et par le bas, une grande quantité de pus et de sang corrompus, ensuite son corps a repris un embonpoint satisfaisant.

Dans l'exposé ci-dessus, nous n'avons pas cru devoir nommer les individus qui ont ressenti les bons effets de l'usage que nous leur avons fait faire du Soufre d'or de Stahl; les noms et demeures sont entre les mains de l'auteur actuel de ce spécifique.

Nous nous sommes bornés aussi à n'en rapporter qu'un certain nombre, en ce que l'on sera toujours à même de juger sur les effets prompts et salutaires du Soufre d'or, surtout dans toutes les maladies désespérées que nous avons décrites, notamment celles qui ont pour cause l'épaississement de la lymphe.

En rendant hommage à la mémoire immortelle du grand médecin qui a été l'inventeur de ce spécifique, nous rendons aussi justice à son petit fils, ancien officier de santé, qui en est le dépositaire.

C'est d'après toutes ces considérations que nous soussigné, Docteur Régent de la Faculté de Médecine en l'Université de Paris, Professeur de matière Médicale, de Chirurgie, de Physiologie et de Pathologie aux écoles de ladite Faculté.

Certifions que depuis près d'un an, nous faisons usage du Soufre d'or de Stahl, dans le traitement de différentes maladies; et nous n'avons qu'à nous louer des succès obtenus, même dans des cas graves et désespérés rapportés ci-dessus.

C'est en foi dequoi nous avons signé nos observations, pour servir et valoir ce que de raison.

Fait à Paris, ce 16 Janvier 1786.

Signé : Langlois, **D. M. P.**

On croit pouvoir se permettre seulement deux observations remarquables par leur nature.

PREMIÈRE OBSERVATION. La veuve Belleville, jardinière au Château Royal de Fontainebleau, était réduite à l'état le plus déplorable : perclue de tous ses membres depuis plus d'un an, dont le caractère principal paraissait être une humeur rhumatismale et goutteuse, à laquelle s'était joint un épanchement de lait.

Après avoir beaucoup consulté et fait infructueusement les remèdes que lui avaient ordonnés M. Lorry, médecin à la Cour, elle a été parfaitement rétablie et radicalement guérie de ses cruelles affections, avec huit prises de Soufre d'or, que lui a procuré (gratis) le sieur Landos, valet de pied de Madame Victoire de France, tante de Sa Majesté.

Après sa guérison, elle se presenta à Mesdames de France, pour leur témoigner que tous ses accidens étaient disparus comme par enchantement, et qu'elle devait son entier rétablissement à l'humanité et à la générosité dudit sieur Landos ; ce qui fit plaisir à **LL. AA. RR.** et à leur médecin qui était présent.

DEUXIÈME OBSERVATION. Le sieur Polly, de Vienne en Autriche, premier piqueur cavalcadour chez M. le Baron de Breteuil, Ministre d'Etat.

Etait attaqué d'une dartre farineuse sur la figure, accompagnée d'une loupe de la grosseur d'une grosse noisette, qui s'était fixée entre les deux yeux, pour laquelle MM. Delassonne, médecin consultant du Roi, et Lorry, médecin de la Cour, étant consultés, jugèrent nécessaire de faire l'opération de ladite loupe ; mais le sieur

Grang Jean, célèbre occuliste présent, observa que cette opération occasionnerait un accident à la vue du malade, eu égard à la présence de l'humeur dartreuse.

Le malade effrayé, vint trouver l'auteur actuel du Soufre d'or, qui lui donna (gratis) huit prises de ce spécifique qui le guérirent radicalement de sa dartre, et dissipèrent entièrement sa loupe.

Cette brillante cure s'est opérée sous les yeux mêmes du Ministre qui en fut étonné, et les deux médecins consultans ont donné leur approbation à cette guérison radicale.

M. le Docteur Bruna, médecin ordinaire du Roi, etc., administrateur du Soufre d'or, et de l'Ether Aurifique, Anti-Apoplectique et Anti-Asphixique de Stahl.

A adressé un mémoire d'observations à M. Delassonne, conseiller d'Etat, premier médecin consultant de S. M. en date à Paris, du 4 Novembre 1786, sur le succès prompt et déterminé du Soufre d'or de Sthal, dont l'extrait est ci-après.

OBSERVATIONS DE M. BRUNA.

Ecrouelles avec Ulcères.

Le fils du sieur Fleury, à l'hotel de Carignan, rue des Vieilles-Etuves Saint-Honoré, âgé de 11 ans.

Attaqué depuis sept ans d'humeurs froides aux deux mains et aux deux pieds, et avait à chaque partie deux ulcères, accompagnés d'une fièvre lente.

Plusieurs médecins et chirurgiens lui avaient administré des remèdes infructueusement.

La mère désespérée de l'état de son fils, me pria de

le voir ; la seconde prise du Soufre d'or lui emporta la fièvre , et seize prises en tout le guérirent radicalement.

Ecrouelles avec ulcères-sordides.

Le sieur Couzin, maître gazier; rue du faubourg Saint-Denis, âgé de 40 ans ,.

Portait une humeur scrophuleuse, qui occupait tout le bras gauche, avec deux ulcères sordides ; l'une au *Cubitus* et l'autre au *Radius*.

Après avoir tenté inutilement plusieurs remèdes, il fut à l'Hôtel Dieu; ceux qui lui furent administrés par M. Morau , premier Chirurgien, n'eurent point un succès plus heureux.

On déclara alors au malade qu'il n'y avait d'autres moyens de guérison que l'amputation. Le malade refusant de s'y soumettre vint me trouver.

Vingt-quatre prises suffirent pour le guérir et déterger ses ulcères entièrement.

L'Emcophlegmatie générale.

Je fus appelé à Choizy-le-Roi par la Demoiselle Filleul, concierge du Château Royal, pour voir un enfant malade abandonné.

Après plusieurs maladies telles que la coqueluche et la rougeole, dans lesquelles l'enfant avait perdu beaucoup de sang , il était tombé dans une Emcophlegmatie générale.

Quatre prises de Soufre d'or divisées par demi-prises, le rétablirent entièrement; et on a été généralement surpris de l'effet prompt de ce spécifique.

Glandes squirreuses au sein.

Ma fille aînée , âgée de 46 ans, religieuse ursuline à Chambéry, en Piémont, eut des glandes squirreuses au sein.

Le médecin de la communauté n'ayant pu réussir à les fondre, m'envoya un état de sa maladie.

Dix huit prises suffirent pour la guérir radicalement.

Ecrouelles Universelles.

Le fils de Madame Van-Huftel, veuve du notaire et agrimenteur de Courtray, à Lille en Flandres, âgé de 14 ans.

Etait attaqué dès sa plus tendre enfance d'humeur scrophuleuse, depuis le *Sincipus* jusqu'aux *malléoles*.

Ayant fait inutilement tous les remèdes prescrits par les médecins et chirurgiens, a été guéri radicalement en me consultant par lettres, dans l'espace d'un an, avec cinquante huit prises de Soufre d'or, données avec tout le ménagement possible; et aidées de quelques minoratifs doux et légers.

Ecrouelles avec Carie.

Le fils du sieur Marcy, tonnelier, rue des Vieilles Etuves Saint-Honoré, âgé de 10 ans.

A été guéri avec huit prises (divisées par demie) d'humeurs froides occupant le col du pied gauche, et une autre à la première *phalange* du doigt *médicus* avec carie à l'os; il en est sorti plusieurs *esquilles*.

Ecrouelles.

Le fils de Madame la Marquise de Champagne, rue Saint-Paul, n°. 26, âgée de 12 ans. Ayant été traité par le chirurgien de la maison pendant un an sans succès:

Madame sa mère consulta le R. P. Potentien, de la grande maison de la Charité de Paris, qui lui conseilla l'usage du Soufre d'or de Stahl.

Avec vingt [quatre prises, M. son fils fut radicalement guéri.

(49)

Ecrouelles avec ulcères cancereux.

Le sieur Deni–Belle, maître tabletier, rue Saint-Denis, au passage de la Trinité, âgé de 38 ans.

Attaqué depuis plusieurs années d'un ulcère cancéreux
avec plaie, qui entourait tout le *pied gauche* jusqu'au
dessus des *malléoles.*

Après avoir beaucoup consulté et fait inutilement les
remèdes ordonnés par les gens de l'art, a été guéri radicalement avec vingt-deux prises.

Polype Nazal.

L'épouse de M. Ducluzel, commissaire ordonnateur
des guerres, rue et cul de sac Dauphin, n°. 17, âgée de
20 ans, et maintenant boulevard de la Reine, à Versailles.

Attaquée depuis trois ans d'une excroissance polypeuse
dans le nez, qui lui gênait considérablement la respira-
tion :

Elle a été parfaitement guérie et délivrée de cette fâcheuse affection avec quatorze prises.

Dartre vive et rongeante.

Le R. P. Prieur de l'ordre de Clugny, Célestin à
Paris.

A été guéri d'une dartre vive et rongeante, d'un caractère malin, avec vingt-cinq prises.

Ecrouelles avec plaies ulcérées.

Le sieur Becker, maître ébéniste, demeurant à l'abbaye
Saint-Germain, a été guéri radicalement avec vingt prises,
d'une humeur scrophuleuse, avec plaies ulcérées occupant les glandes maxilaires et celles du cou.

Ecrouelles ou humeurs froides.

Le sieur Deribancourt, marchand orfèvre, à Abbeville,
en Picardie.

A été guéri d'une humeur scrophuleuse avec dix-huit prises ,en me consultant par lettres.

Les maladies des doreurs sur tous métaux, accompagnées de tremblement, avec impossibilité de s'aider d'aucun membre, accidents occasionnéspar l'évaporation du mercure, ont été guéries avec 5, 8 , 10 et 12 prises.

Des enfans qui avaient les gales, les teignes, et des vers , ont été guéris avec 1, 2, 4, 6, 8, 10 , 12 à 15 prises.

Les fièvres intermittentes , chroniques, putrides, malignes, etc. les laits répandus et les rhumatismes , selon mon expérience, ne résistent point à ce spécifique.

Je ne puis nommer les personnes qui étaient attaquées du virus siphilitique (vénér. véro.), que j'ai guéries radicalement, avec 4,6, 8, 10, 12, 14, 16, 20 à 25 prises.

Je soussigné , certifie véritable les guérisons et observations susmentionnées ,faites par nous Docteur en médecine, médecin ordinaire de S. M. ét maisons royales de Meudon, Bellevue, Choisy-le-Roi, et ancien médecin inspecteur des hopitaux militaires de S. M. le Roi de Sardaigne.

Fait à Paris, les jour et an susdits.

Signé : Bruna , D. M. rue des Vieilles-Etuves Saint-Honoré.

M. de la Bordère, docteur régent de la Faculté de médecine en l'Université deParis, conseiller d'Etat, premier médecin consultant de S. A. R. M. , Comte d'Artois.

A administré le Soufre d'or , notamment à son jardinier, attaqué d'une humeur dartreuse , qui avait résisté opiniâtrement à tous les remèdes.

Il a également guéri M. le chevalier de Béril , son ami, lieutenant-colonel d'artillerie , attaqué d'un rhumatisme très-douloureux dans le bras gauche depuis plusieurs années; et plusieurs autres personnes de distinction de la Cour.

M. Delassonne , docteur régent de la Faculté de médecine en l'Université de Paris, conseiller d'état ,premier médecin consultant de Sa Majesté , et président de la Société royale de médecine.

A fait administrer sous ses yeux le Soufre d'or avec le plus grand succès, dans des affections dartreuses , scrophuleuses et rhumatismales.

M. le docteur Gastaldy père , premier médecin du Gouvernement d'Avignon , comtat vénaissain.

A administré le Soufre d'or à M. l'abbé de Ganganelli (neveu du pape Clément XIV), venant de la Cour de Rome , pour se faire guérir d'une humeur dartreuse très-opiniâtre , d'un caractère malin.

Il a été radicalement guéri avec vingt-huit prises du Soufre d'or ; et aussi plusieurs autres personnes attaquées d'humeurs froides et dartreuses.

Le R. P. François Potentien, professeur et démonstrateur en chirurgie et anatomie de la grande maison de la Charité de Paris.

Après plusieurs expériences étonnantes par les succès obtenus dans les affections dartreuses , scrophuleuses , laiteuses , et dans les fièvres chroniques.

Atteste avoir vu les prodiges de ce spécifique , dans différens cas , où il avait même jugé les maladies inguérissables.

Il a également guéri un conseiller au conseil d'Etat du Roi, attaqué d'une dartre vive et rongeante dans la figure ; et plusieurs personnes de distinction qui lui furent envoyées par M. de la Bordère , médecin de la Cour.

Ecrouelles et sinus fistuleux avec seize ulcères.

Le sieur Aymont dit la Franchise, natif de Bordeaux

âgé de 40 ans, maître tailleur de pierres , demeurant à l'hôtel du Désir , faubourg St.-Denis.

Attaqué depuis 18 mois d'humeur scrophuleuse à la jambe gauche , avec des *sinus fistuleux* , depuis la partie supérieure jusqu'aux malléoles ; en tout *seize ulcères* de cette espèce , accompagnées d'une fièvre lente.

A été radicalement guéri avec quinze prises du Soufre d'or , aidées de quelques minoratifs doux et légers.

Ce malade a été pendant trois mois aux Incurables et à l'hôtel Saint-Louis à Paris , et a déclaré en être sorti pour éviter l'amputation qu'on devait lui faire de sa jambe.

C'est l'auteur actuel du Soufre d'or , qui a fait cette cure sous les yeux de M. Bertrand aîné, premier chirurgien-major de la maison militaire de Sa Majesté.

Fait à Paris, ce 20 janvier 1786.

Signé BERTRAND , P. Ch. M.

Observations de M. Bertrand le jeune , chirurgien-major des armées du Roi, pensionné de Sa Majesté, sur les effets du Soufre d'or.

Lait répandu et paralysie.

Une femme âgée de 45 ans , attaquée d'un lait répandu depuis dix-huit mois , fut atteinte d'une paralysie légère , à la suite d'une attaque d'apoplexie.

Elle a été radicalement guérie avec douze prises.

Pustules dartreuses.

Une jeune dame très-sensible du genre nerveux, affectée , dès son premier âge , d'une acrimonie dans les humeurs et de révolutions hystériques , ayant presque toujours le corps couvert de pustules dartreuses et continuellement à la figure.

A été guérie avec dix prises.

Ver solitaire ou *solium.*

L'épouse d'un officier de commerce, place de Grève.

Attaquée et jugée depuis cinq ans atteinte d'une maladie vermineuse, paraissant inguérissable d'après les différens remèdes qu'on avait employés.

Cette maladie s'étant développée à la seconde prise de Soufre d'or, par une grande quantité de vers en forme de faveur, qui annoncèrent la présence du tœnia ou solium.

L'expérience s'est démontrée telle à la troisième prise, et cet animal qui exista près de trois quarts d'heures séparé de la malade, était d'une longueur prodigieuse, avait la tête comme une boule un peu plate, sa langue est une flèche très-aiguë, que l'animal alongeait et retirait, divisée par anneaux plus ou moins éloignés, portant presqu'au milieu une espèce d'épine composée de grains blancs et très-unis les uns aux autres ; il est entre les mains de l'auteur actuel du Soufre d'or.

Suppression des lochies.

Une dame âgée de 32 ans, que j'ai accouchée très-heureusement de son quatrième enfant. Les trois premières couches ayant été très-laborieuses, le lendemain de son accouchement, il y eut *suppression complette des lochies.*

Je lui ai administré une demi-prise de Soufre d'or en deux fois, à vingt-quatre heures de distance ; cette évacuation si essentielle fut rétablie, et les suites de cette couche ont été très-heureuses.

Teigne maligne.

Un enfant âgé de 9 ans, attaqué d'une teigne maligne et très-opiniâtre, d'après les remèdes employés sans succès.

A été radicalement guéri avec neuf prises, toutes divisées par demies.

Gale repercutée ou rentrée.

Un jeune homme affligé depuis deux ans, d'une gale rentrée par mauvais traitement, souffrait des douleurs dans tous ses membres.

A été parfaitement guéri avec huit prises.

Rhumatismes véroliques.

J'ai administré douze prises à un malade atteint de douleurs rhumatismales véroliques depuis plusieurs années, ses douleurs sont parfaitement guéries ; son sommeil était souvent interrompu par des mouvemens involontaires, maintenant il en est totalement débarrassé et radicalement guéri.

Dartre croûteuse.

Un particulier âgé de 48 ans, portait depuis vingt-cinq ans une dartre croûteuse à la figure, qui a résisté opiniâtrement à nombre de traitemens.

Il a été parfaitement guéri avec dix-huit prises.

Je soussigné, certifie véritable les cures mentionnées ci-dessus, faites par nous chirurgien-major des armées du Roi, pensionné de Sa Majesté.

Fait à Paris, ce 31 janvier 1786.

Signé BERTRAND (Etienne) le jeune, rue du Faubourg-St.-Martin , n. 58 , vis-à-vis la Foire-St.-Laurent.

Déclaration de M. Bertrand aîné, Inspecteur des hôpitaux militaires de l'Ille-de-France, et premier Chirurgien-major de la maison militaire de Sa Majesté.

» De toutes les maladies qui affectent l'espèce hu-
» maine, je me suis particulièrement attaché dans le
» cours de ma longue pratique, à la recherche des causes
» et au traitement de celles qui attaquent les parties con-
» tenues, en y procurant des *engorgemens* plus ou moins
» considérables, mais qui toujours sont très à craindre
» pour la vie des malades.

» J'ai dû ne pas perdre de vue que cet état, le plus
» souvent, est occasionné par la répercussion de quel-
» ques maladies de la peau ou cutanées, comme *dartres,*
» *érésipèles, gales, teignes, humeurs scrophuleuses* en tout
» ou partiellement.

» J'ai fait usage dans toutes ces maladies, de re-
» mèdes appropriés, et les ai variés en raison des cir-
» constances ; celui qui a le mieux réussi, est sans con-
» tredit le Soufre d'or de Stahl.

» Je dois à ce spécifique ou à son auteur, nombre de
» succès dans le traitement des maladies ci-dessus dé-
» crites, sans excepter toutefois les maladies *siphiliti-*
« *ques*, à quelques degrés qu'elles puissent être portées,
» que l'on guérit parfaitement par une administration
« suivie et entendue du Soufre d'or, en dirigeant les
» prises ou doses, suivant les circonstances, et eu égard
» à l'âge et au tempérament.

» Ce traitement étant sans contredit aussi certain qu'il
» est doux, les gens de l'art n'auront pas de peine à
» concevoir, que par sa qualité comme dépurant et
» anti–putride, il est susceptible de détruire radicale-
» ment ce vice; la preuve que nous avons acquise ne
» doit pas rester sous silence, et il n'existe pas de re-

» mèdes anti-siphilitiques plus simples , plus doux,
» plus efficaces et moins dispendieux que le Soufre
» d'or de Stahl.

» *La paralysie récente , le rhumatisme goutteux, les laits*
» *répandus , les fièvres chroniques , putrides , malignes , les*
» *plaies ulcérées* , ne résistent pas à ce spécifique , quand
» les malades y suivent le régime , et font usage de la
» boisson indiquée pour tout ce qui tient aussi à l'es-
» pèce de la maladie et à la constitution de l'estomac.

» Il serait fastidieux de détailler ici le nombre des
» cures que j'ai obtenues avec le Soufre d'or , dans
» les maladies que j'ai décrites ci-dessus , le public est
» trop en garde contre des certificats , qui très-souvent
» sont mendiés.

» La célébrité que l'inventeur de ce remède a eue en
» médecine , et sa réputation bien méritée en chimie ,
» la place éminente qu'il a occupée auprès de deux
» grands Monarques philosophes , assez instruits pour
» juger des talens.

» La déclaration que je fais ici , celles que d'autres
» gens de l'art ont faites sur la bonté du Soufre d'or ,
» et dès succès qu'ils en ont obtenus , suppléera à des
» moyens trop usés et toujours désagréables pour
» des malades qui ne l'accordent jamais que par com-
» plaisance ou reconnaissance pour celui qui les a
» traités.

» Par cet exposé , je remplis mes obligations envers
» mes concitoyens , et rends à l'auteur actuel , ancien
» officier de santé , petit-fils , élève du célèbre docteur
» Stahl , la justice qu'il mérite. »

Fait à Paris, ce 9 février 1786.

Signé BERTRAND aîné , rue du Faubourg-
Montmartre , n. 1.

Fin des pièces justificatives présentées au
Gouvernement.

Nota. Nous croyons essentiel de faire mention ci-après de quelques-unes des maladies graves , traitées infructueusement par des gens de l'art à Paris , et guéries radicalement , par le seul usage du Souffre d'or de Stahl.

(1802.) *Déclaration du sieur Bois–Grain , Pharmacien en chef de l'hôpital militaire, de la ville et forteresse de Mayence , département du Mont-Tonnerre.*

Mon fils, âgé de 13 ans, attaqué depuis plusieurs années , d'une humeur dartreuse fétide , depuis le *sincipus* jusqu'aux *malléoles ,* et réduit dans un état le plus déplorable et le plus désespéré après les remèdes qu'on a employés infructueusement.

A été radicalement guéri avec vingt cinq prises de Soufre d'or , données avec tout le ménagement et aidées de quelques minoratifs légers. Tous les habitans en général de la ville de Mayence , ont été étonnés de cette guérison inattendue , et de l'effet prompt et déterminé de ce remède.

Ma fille se trouve également guérie de ses dartres avec l'usage de onze prises de Soufre d'or , divisées par demi-prises.

A Mayence , le 30 Mars 1802.

Signé : Bois-Grain , Pharmacien.

(1803) *Déclaration du sieur* RÉMARD *, Pharmacien à Senlis , département de l'Oise.*

Hydropisie de poitrine à la suite d'un Catharre.

Enfin grâce à vous , Monsieur , me voilà en pleine

convalescence. Je vous assure que le traitement que vous m'avez fait l'amitié de m'envoyer (d'après le détail que mon épouse vous a fait de ma dangereuse maladie), m'a débarrassé totalement, et en bien peu de temps de mon hydropisie de poitrine à la suite d'un catharre.

Aussitôt que j'ai bu la première peinte de petit lait, composée d'une once de manne grasse et autant de miel ordinaire, je me suis trouvé bien soulagé, et j'ai continué le traitement avec les deux prises de votre Soufre d'or.

Il était grand tems que vous vinssiez à mon secours, car je serais maintenant dans l'autre monde ; je ne manquais cependant pas de secours, car toute la médecine et chirurgie de notre ville étaient auprès de moi ; mais avec tous leurs soins, ils m'auraient donné un passeport pour l'autre monde.

Pendant le traitement des deux prises du Soufre d'or, j'ai rendu considérablement d'eaux rousses qui me pesaient sur la poitrine.

J'ai pris deux légers minoratifs, composés d'une once de manne commune et autant de miel ordinaire, dissous dans un verre de petit lait.

A Senlis, le 11 novembre (1805).

Signé : RÉMARD, Pharmacien.

(1810) *Dartre rongeante.*

Le sieur Roussel, âgé de 50 ans, résidant à Falaise, département du Calvados.

Attaqué depuis plusieurs années d'une dartre rongeante et croûteuse et très-opiniâtre, ayant résisté à plusieurs traitemens ordonnés par des gens de l'art de Paris.

A été radicalement guéri avec 20 prises de Soufre d'or.

Plaie ulcérée

(1811) M. Planson, rue des Boulangers, près le jardin des Plantes , ayant eu un mal à la jambe pendant 18 mois occasionné par une chûte.

Après avoir beaucoup consulté et fait divers traite-mens infructueux, s'adressa en dernière ressource à MM. Peltan et Boyer, qui lui conseillèrent pour obte-nir la guérison de faire l'amputation de sa jambe. Le malade s'y refusa et vint trouver l'auteur du Soufre d'or qui en 4 semaines le guérit radicalement avec six prises de Soufre d'or.

(1811) *Observations de M. le Baron de Lîle , médecin à Caen, département du Calvados, sur les effets du Soufre d'or.*

Un ancien goutteux de notre ville , ayant les mains remplies de nodus , a fait de temps en temps usage de votre Soufre d'or avec beaucoup de succès , pour di-minuer ou calmer les accès de la goutte et dissiper les nodus.

Un jeune homme, affligé depuis plusieurs années d'une gale répercutée , a été parfaitement guéri.

Un autre particulier, attaqué d'une dartre très-opiniâ-tre depuis vingt ans , a été guéri avec le Soufre d'or.

Un enfant étant attaqué à la tête de croûtes blanchâ-tres d'une mauvaise qualité, a été radicalement guéri avec le Soufre d'or.

Une personne marquante de notre département m'a écrit, en me demandant mon avis sur la maladie dont voici le détail.

« Il y a trois ans que je suis incommodé , me dit-il, » d'un mal de bouche intérieur , surtout à la langue et

» au côté des joues ; ce mal, ce sont des ulcères qui crois-
» sent et diminuent souvent ; elles sont rouges au bout et
» bordées de blanc. Elles se recouvrent d'une peau jau-
» nâtre partant presque toujours de dessous la langue ,
» pour s'allonger sur les côtés et dessus.

» Vainement un médecin de notre ville m'a fait em-
» ployer les *anti-vénériens*, comme le *sirop dépuratif*, les
» *frictions*, et surtout 12 *bouteilles du véritable rob de
» Laffecteur.* Tout ce traitement ne m'ayant produit au-
» cun soulagement, j'ai consulté presque tous les méde-
» cins du département, et aucun n'a pu me soulager.

» Je vous prie, Monsieur, de me dire ce que vous
» pensez de ce remède dit *Soufre d'or*, et si vous croyez
» qu'il me soit favorable. »

Je lui ai répondu en conséquence, et lui ai conseillé
d'en faire usage. Il a fait prendre 20 prises de Soufre
d'or en deux fois, dix prises chaque fois. Je présume sa
guérison, vu qu'il en a fait venir de Paris deux différentes fois.

Voilà, Monsieur, tous les succès que l'on m'a assuré
provenir de votre Soufre d'or.

Signé : le baron DE L'ILE.

(1813) *Plaies ulcérées au sein.*

L'épouse du sieur Widöffe, fruitière-orangère, rue
des Mathurins, n° 48, âgée de 30 ans, était affligée depuis dix mois de deux plaies ulcérées et très-douloureuses au sein droit, provenant d'un lait répandu.

Ayant été traitée infructueusement par M. le docteur
Bonnefoi-de-Mulet, je l'ai radicalement guérie de son
lait répandu, et ses ulcères se sont parfaitement cicatri-
sés avec dix prises de Soufre d'or.

(61).

(1813) *Glandes squirrheuses au sein.*

Mademoiselle Bourdon, chez madame sa mère, rue Popincourt, n°. 50, âgée de 32 ans, avait des glandes squirrheuses au sein gauche. Le médecin de la maison n'ayant pu réussir à les dissiper, sept prises divisées par demies suffirent pour faire partir entièrement les glandes squirrheuses, et la cause qui les avait produites.

(1813) *Goutte sciatique.*

Le sieur Fridérich Schwartz, maître tailleur d'habits, rue Pinon, n°. 10, âgé de 30 ans.

Attaqué depuis deux ans de douleurs de goutte sciatique dans le genou et la hanche droite, qui le rendaient boîteux, a été parfaitement guéri avec neuf prises.

(1813) *Eruption et croûte de lait.*

L'épouse du sieur Fouquet, marchande à la toilette, rue du Cadran, n°. 41, âgée de 32 ans.

Attaquée depuis plusieurs années d'éruptions laiteuses sur les bras, et d'une croûte de lait qui s'était formée et fixée sur la tête en forme de calotte.

Après avoir fait sans succès quantité de traitemens ordonnés par des médecins et chirurgiens de Paris, a été très-bien guérie par l'usage de douze prises de Soufre d'or.

A la huitième, la calotte croûteuse sur la tête s'est détachée, et dans l'intervalle des quatre dernières prises, elle a rendu un faux fétus dans l'état de putréfaction.

(1814) *Polype nazal.*

Le sieur Blondin, marchand fruitier, rue Montmartre, n°. 349, âgé de 69 ans, attaqué depuis plusieurs années d'un polype dans le nez, pour lequel on voulait lui faire l'opération.

A été parfaitement délivré de son polype et de la cause qui l'avait produit, avec huit prises ; à la septième, en se mouchant un peu fort, il rendit le polype dans son mouchoir.

(1814) *Fièvre maligne ou pernicieuse.*

Le sieur Maglione, ancien capitaine de vaisseau marchand, rue des Martyrs, n°. 20, âgé de 60 ans.

Atteint d'une fièvre putride qui a dégénéré en fièvre maligne ou pernicieuse, au troisième jour de la maladie était à toute extrémité et abandonné. Il a été traité par M. le docteur Mercier.

A été guéri radicalement avec l'usage de trois prises du Soufre d'or; les deux premières mêlées exactement dans une demi cuillerée de crême de lait, lui ont été données en une seule dose.

Une heure après la double prise, la fièvre se calma ; une évacuation copieuse étant survenue pendant quelque temps, mit le calme à l'affection générale ; et vingt-quatre heures après la double dose, on lui a administré la seule et dernière prise, qui a produit un vomissement accompagné de bile extrêmement âcre et mordicante.

Et pendant sa courte convalescence, il n'a fait usage que de deux minoratifs, composés d'une once de manne grasse avec une demi-once de miel ordinaire, dissoutes dans un verre de petit lait.

(1814) *Epylepsie ou mal caduc.*

La fille du sieur Chénard, employé au chantier du sieur de La Fallotte, fils, marchand de bois, dit de la Madelaine, demeurant rue de la Pologne, n⁶. 16, âgée de 20 ans.

Attaquée d'accès d'épylepsie confirmés depuis deux ans, les premiers accès convulsifs duraient jusqu'à douze heures, quelquefois vingt-quatre heures ; elle fut atteinte depuis d'une attaqué qui ne dura que huit heures ; ensuite elles ont pris une marche régulière , à deux accès environ d'un quart-d'heure tous les quinze jours.

Traitée sans succès par M. le docteur Pindette pendant un an, ensuite par M. le docteur Boyer, sans obtenir de résultats plus heureux.

Cinq prises de Soufre d'or la guérirent radicalement.

Depuis quatre ans elle est mariée , et a eu plusieurs enfans, qui ne se ressentent d'aucune suite de sa cruelle maladie.

(1814) *Rétention d'urine et colique néphrétique.*

Le sieur Wassal, âgé de 61 ans, employé à la manufacture royale des tabacs, rue de la Boucherie des Invalides , n°. 12.

Affligé depuis 20 ans de rétention d'urine, de coliques néphrétiques et de grandes douleurs dans les reins.

Ayant été nombre de fois dans plusieurs hospices pour avoir du soulagement, sans cependant obtenir une parfaite guérison.

A été parfaitement rétabli et guéri par l'usage de 12 prises ; et depuis un an , il n'a ressenti aucune suite de sa douloureuse maladie.

(1814) *Dépôt et abcès dans la tête.*

Le sieur Richer, fabricant de bijouterie et de joaillerie, rue Saint-Martin, n°. 35 , âgé de 29 ans.

Attaqué depuis huit mois de douleurs gravatives et de battemens dans la tête, occasionnés par une forte commotion reçue à cette partie par un grand balancier, d'où il est résulté dans la suite un dépôt et abcès internes.

Après avoir consulté MM. les docteurs Peltan à l'Hôtel-Dieu , et l'Evêque, sans obtenir aucun soulagement.

A été entièrement rétabli et parfaitement guéri par l'usage de quatre prises de Soufre d'or.

La troisième prise lui fit rendre par les organes nazals, un dépôt de pus assez considérable, mêlé d'un sang corrompu d'une odeur infecte ; et à la quatrième et dernière, il recouvra sa parfaite santé.

(1815) *Dartre farineuse dans la figure.*

Le sieur Huet, comédien ordinaire du Roi, au théâtre de l'Opéra Comique, rue des Colonnes, n°. 12.

Était attaqué depuis plusieurs années de dartres farineuses dans la figure, et qui paraissaient très-opiniâtres d'après tous les remèdes employés iufructueusement par des gens de l'art, à Bruxelles et en Belgique.

Il se ressentait aussi de temps en temps d'affections épileptiques légères.

Il a été radicalement guéri de ces deux affections, par l'usage de douze prises de Soufre d'or.

(1815) *Dépôt dans la tête.*

Le fils de madame veuve Coupé, marchande crêmière, rue de Grammont, n°. (géographe), âgé de 32 ans.

Souffrait depuis dix mois d'un dépôt dans la tête, à la suite d'une forte commotion occasionnée par une chûte contre une borne, en glissant sur la neige.

Les suites de cet accident ont causé des douleurs lancinantes dans la tête, accompagnées d'étourdissemens et de tintemens insupportables dans les oreilles.

Après avoir suivi le traitement prescrit (voyez l'art.), et fait usage de quatre prises de Soufre d'or, il a été parfaitement guéri des suites de cette dangereuse maladie.

A la troisième prise, le malade a rendu par les organes nazals, considérablement de pus mêlé d'un sang noir très-infect.

(1816) *Goutte.*

Le sieur Daubancourt, élève en horlogerie, chez le sieur Wassal, horloger, au coin de la rue Favart, boulevard des Italiens, n°. 9, âgé de 22 ans.

Attaqué depuis deux ans d'humeur de goutte au pied et au genou droit, ce qui le rendait boîteux.

A été radicalement guéri avec 12 prises. Il est resté une légère enflure sur le genou, qui s'est dissipée peu à peu ; et depuis deux ans il n'a ressenti aucune suite de cette douloureuse maladie.

(1816) *Anévrisme au cœur.*

Le fils de la dame veuve Bréant, demeurant à Viarmes, canton de Luzarches, département de l'Oise, âgé de 30 ans.

Affligé depuis 10 mois d'un anévrisme au cœur, accompagné de grandes palpitations, d'anxiété et d'oppression de poitrine.

Après avoir consulté, et employé plusieurs traitemens ordonnés par des gens de l'art de Paris, sans aucun soulagement.

A été guéri radicalement avec sept prises.

(1817) *Fistule à l'anus.*

Le sieur Barra, marchand de volailles, faubourg Saint-Denis, n°. 56, âgé de 28 ans.

Attaqué depuis 18 mois d'une fistule très-douloureuse à l'anus, pour laquelle on voulait lui faire l'opération ; le malade s'y refusa, et vint trouver l'auteur du Soufre d'or ; cinq prises de ce spécifique le guérirent radicalement.

(1818) *Ver solitaire ou Solium.*

L'épouse du sieur Dantier, fermier, à Valenton, près

Villeneuve-Saint-Georges, département de la Seine, âgée de 3o ans.

Attaquée depuis trois ans du ver solitaire ou tœnia, ce qui était confirmé par plusieurs hommes de l'art, et traitée par eux sans succès pendant deux ans.

A été radicalement délivrée de cet animal avec cinq prises.

La malade, le jour de sa troisième prise, étant obligée d'aller dans les champs voir les soyeurs, elle se sentit tout-à-coup atteinte d'une forte colique et de tiraille-mens dans les intestins ; un instant après, elle rendit par les selles considérablement de vents suivis d'une poche remplie de petits insectes vermineux ; et pendant cet intervalle, elle rendit enfin le ver solitaire, vivant et bondissant avec sifflement ; il paraissait être tout poileux et d'une longueur prodigieuse.

La malade, effrayée, abandonna cet animal extraordinaire, qui méritait sous bien des rapports d'être conservé.

(1817) *Fièvre putride.*

Le fils du sieur Mick, maître chaudronnier, rue Saint-Lazare, n°. 44, vis-à-vis celle des Trois Frères, âgé de 18 ans.

Attaqué d'une fièvre putride inflammatoire ; au treizième jour de la maladie, traité par M. Navier, chirurgien ; à toute extremité.

A été parfaitement guéri avec deux prises de Soufre d'or ; la seconde prise vingt-quatre heures après la première avec l'usage de deux minoratifs, composé chaque d'une once de manne grasse, et d'un demi-gros de sel de Glaubert.

(1818) *Epilepsie.*

Le fils du sieur Legrand, fabricant de papiers peints, rue Ménil-Montant, n. 65, âgé de 18 ans

Etait attaqué d'accès épyleptiques depuis 18 mois ; qui se manifestaient régulièrement tous les quinze jours.

A été parfaitement guéri avec l'usage de cinq prises, et depuis deux ans il n'a ressenti aucune suite de sa cruelle maladie.

(1818) *Lait répandu dans la tête.*

L'épouse du sieur Charles Le Bas, demeurant à Viarmes, canton de Luzarches, département de Seine-et-Oise, âgée de 28 ans.

Attaquée d'un lait répandu qui a monté à la tête, et dont les douleurs violentes lui ont causé des absences et l'ont conduite à la folie.

Dans une situation si allarmante, on a eu recours à la vertu spécifique du Soufre d'or, si efficace dans cette maladie.

Dix prises la guérirent radicalement.

(1819) *Epylepsie avec Paralysie.*

Le sieur Javaux, cocher de place, rue de la Voyerie, n°. 20, âgé de 30 ans.

Attaqué d'épylepsie depuis 10 mois, dont les accès arrivaient régulièrement tous les huit jours, avec paralysie sur la langue et la main gauche.

Traité infructueusement par MM. Noël et Chuard, docteurs en chirurgie.

A été radicalement guéri de sa cruelle maladie et de sa paralysie, avec six prises de Soufre d'or. Depuis dix mois il n'a ressenti aucune suite de sa maladie.

(1820) *Ecrouelles avec plaies ulcérées.*

La demoiselle Emélie, fille de feu M. Fuchet, officier de l'ex-garde, chez madame Fatou, sa tante, rue

Montmartre, n°. 180, âgée de 19 ans, pensionnaire de la maison royale des Loges.

Attaquée depuis trois ans d'humeurs-froides très-douloureuses avec plaies ulcérées au côté gauche du col, à la suite de fortes palpitations de cœur, suivies de la suppression totale de ses règles.

Traitée infructueusement par MM. les docteurs Marck et Brunet, médecins de la Maison royale des Loges, et ensuite à Paris par M. le docteur Mercier.

A été guérie radicalement avec le seul usage de 33 prises de Soufre d'or.

A la vingtième prise, ses règles ont reparu, et ont continué depuis régulièrement.

(1820) *Anévrisme au cœur.*

Le sieur Baptiste Bersier, chez M. le baron de Courval, rue d'Aguesseau, faubourg Saint-Honoré, n°. 9, âgé de 22 ans.

Attaqué depuis deux ans d'un *anévrisme au cœur*, confirmé par MM. les docteurs Girard et Sarazin, médecins de la maison. Ils dirent qu'ils n'avaient aucun espoir de le guérir, et qu'ils regardaient cette maladie comme incurable.

On doit en attribuer la cause à un trop long usage de frotter les appartemens, ou par des exercices violens, etc.

Il a été guéri radicalement avec l'usage de sept prises ; les quatre premières entières, et les trois autres divisées par demi-prises.

(1820) *Goutte violente et très-douloureuse.*

Le sieur Bertch, maître tailleur d'habits, rue du Helder, n°. 5, âgé de 46 ans.

Attaqué depuis cinq ans de violentes douleurs de goutte dans le genou et dans le pied gauche, devenu minces et glacés de froid ; outre les douleurs excessives qu'il éprouvait, il était encore sujet à des inquiétudes, des insouciances, de légers frissons, des mouvemens de fièvre, des sueurs et le dégoût des alimens.

Après nombre de consultations, et avoir employé infructueusement les remèdes ordonnés par les médecins dénommés ci-après :

M. le docteur Gérard a ordonné 33 bains de vapeur au soufre, un vésicatoire au bras, qui ont produit des ampoules d'une très-grande largeur, sans aucun soulagement.

M. le docteur Dubois, une emplâtre sur le genou, parsemée de soufre, avec une friction sur le dos, ont irrité le mal.

M. le docteur Gal, des pillules qui ont calmé les douleurs momentanément.

M. le docteur Boyer a ordonné l'usage de la tisanne de Felche, sans succès.

M. Verneuille, pharmacien, a ordonné des jus d'herbes et des frictions, qui ont calmé pour quelque temps ; ensuite les douches de Barège deux fois par jour pendant une demi-heure ; elles ont jeté le malade dans des affaiblissemens qui lui ont ôté l'usage de la parole.

M. le docteur Dupuytrain a ordonné des frictions sur les parties malades, qui n'ont produit aucun effet.

M. le docteur Saulier a ordonné des frictions avec de la *pommade double mercurielle*, qni ont amené une diarrhée de 45 fois par jour, et une enflure considérable par tout le corps, que le docteur Gérard a fait disparaître avec beaucoup de peine.

Telle était la situation du malade lorsqu'il s'est soumis au traitement du Soufre d'or.

Et c'est d'après avoir fait usage de 39 prises de ce

spécifique, prises en alternant, et plusieurs divisées par demies, que toutes ses douleurs se sont entièrement dissipées.

La jambe gauche, qui a si cruellement été frappée de douleur, de sécheresse et de refroidissement, reprend peu à peu son élasticité et sa chaleur naturelle ; et le malade, pour aider à rappeler cette chaleur si nécessaire à cette partie, la tient toujours enveloppée dans une peau de lièvre repassée sous la forme d'un bas.

FIN.